GUÉRISON

D'UNE

SOMNAMBULE

RACONTÉE PAR ELLE-MÊME

DANS SON SOMMEIL MAGNÉTIQUE

PRIX : 30 CENTIMES

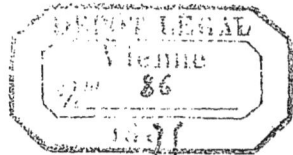

POITIERS

IMPRIMERIE GÉNÉRALE DE L'OUEST

26, PLACE D'ARMES, 26

1875

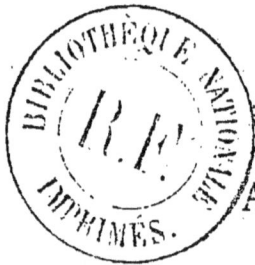

AU LECTEUR

—

Depuis que je m'occupe de *Magnétisme,* j'ai opéré plusieurs cures remarquables, aucune cependant du genre de celle-ci.

Maladie chronique, langueur, anémie, moral abattu, découragé : tout se réunissait pour augmenter les difficultés de mon entreprise ; mais si grande et si fondée est ma foi dans les ressources inépuisables du Magnétisme, que je n'hésitai pas à soigner cette jeune fille dont la mort s'emparait déjà.

Une amélioration sensible, palpable, ne tarda pas à se produire.

Somnambule d'une étonnante lucidité, ma jeune malade put bientôt prévoir dans son sommeil les résultats de la cure ; et elle fut tellement émerveillée d'un succès si prompt, si inespéré, qu'elle me pria d'en livrer le récit à la publicité.

Pour raconter dans tous leurs détails les différentes phases de cette maladie, ma mémoire m'eût peut-être fait souvent défaut ; elle vint au-devant de ma pensée et s'offrit à en faire elle-même la relation dans son sommeil.

Voici ce qu'elle me dicta. Je n'y ajouterai ni réflexions, ni commentaires.

Que pourrais-je dire qui donnât plus de poids à ces paroles, plus de force à ce récit !

A. Bué,

Capitaine en retraite,
Chevalier de la Légion d'honneur.

P.-S. — En signant cet écrit je n'ai qu'un but : *lui donner tout le caractère d'authenticité qu'il doit avoir.*

J'ose espérer que la parole d'un homme qui n'a aucune raison de mentir, et qui est entièrement désintéressé dans les questions médicales, aura quelque crédit aux yeux du monde. Je fais les vœux les plus sincères pour que le fait remarquable que je signale à l'attention publique soit recueilli et examiné par tous ceux qui s'occupent sérieusement des progrès de la Science et qui veulent le BIEN DE L'HUMANITÉ !

GUÉRISON

D'UNE SOMNAMBULE

RACONTÉE PAR ELLE-MÊME

DANS SON SOMMEIL MAGNÉTIQUE

Je suis sauvée !

Aidé de l'Homœopathie, le Magnétisme a ranimé doucement en moi la vie qui s'éteignait peu à peu ! Et aujourd'hui, après trois mois du traitement le plus simple, le plus naturel, je me vois à la veille d'être radicalement guérie d'une maladie toujours très-grave, souvent mortelle, et que l'Allopathie ne manque jamais d'appeler *incurable*.

Que les ignorants nient donc le Magnétisme, que les sots le ridiculisent, que ceux qui sont intéressés à étouffer cette science sublime dans son germe fécond, parlent de magie, de sorcellerie : elle n'en est pas moins appelée à un règne éclatant et universel ! Un jour naîtra, où le monde, revenu de ses erreurs grossières, de ses vieux préjugés, de son aveuglement systématique, comprendra la lumineuse simplicité du Magnétisme, et voudra en connaître les merveilleux effets ; ce jour-là, l'Allopathie et ses faux principes, ses maximes surannées, auront cessé de vivre !

C'est ma guérison que je veux raconter, telle que je la vois dans ce sommeil immatériel, où l'âme, dégagée des liens naturels qui l'attachent au corps, est si clairvoyante et ne s'inspire que de la vérité !

Puisse ce récit éclairer quelques aveugles, convertir quelques incrédules ! Quoi qu'il en soit, et quoi que les humains devront en penser, j'accomplis un devoir filial envers une science qui m'a rendu la vie ; je rends un solennel hommage de reconnaissance émue et profonde à l'ami dévoué dont l'intelligence et le cœur, au-dessus des misérables scrupules du vulgaire, m'ont sauvée d'une mort imminente et prochaine.

Déjà, une fois, le Magnétisme m'avait guérie
d'une affection d'estomac qui datait de mon en-
fance; dès que je me sentis faible, allanguie, en
proie à un abattement qui m'enlevait jusqu'à la
faculté de voir juste et de raisonner droit, j'accou-
rus à la source de la santé.

Mon teint était affreusement jaune et terreux;
mon œil était creux et cerné; mon front, mon nez,
mon menton, couverts d'une multitude de points
noirs, indices certains d'un désordre interne : tout
annonçait une décomposition graduelle.

La consomption, qui ne pardonne pas, suivait
lentement une marche progressive.

Les premières séances (deux par jour, et d'envi-
ron trois quarts d'heure chacune) me plongèrent
dans une prostration voisine de l'hébêtement;
après chaque magnétisation, je restais de longues
heures, affaissée, muette, anéantie. Si j'essayais
de faire quelques pas, je retombais aussitôt sur
un siége, inerte, étourdie : semblable à un enfant
habitué à boire de l'eau et auquel on aurait pré-
senté un vin pur, généreux, j'étais comme enivrée
d'un fluide encore trop fort pour mon sang affaibli.

Je n'éprouvais pas de sérieuses souffrances;

mais telle était ma torpeur générale, que, dans mon sommeil somnambulique, je n'avais plus la même lucidité, la même sûreté de coup d'œil, la même précision de langage.

J'ordonnai cependant *Alumina* (*12° dilution*) pour faire cesser les flueurs blanches qui m'épuisaient; puis *Arsenicum* (*30° dilution*) afin de rétablir l'équilibre dans les organes affaiblis.

Trois semaines se passèrent. Je commençai à sortir de cet engourdissement morbide ; je vis plus clair dans mon état ; le Magnétisme éveilla la douleur, en déchirant le voile qui obscurcissait ma pénétration.

L'intérieur de mon corps m'apparut nettement comme dans la glace la plus pure, la plus fidèle ; une inflammation épouvantable rongeait les entrailles, dévorait la matrice ! Deux mois au plus, et une fièvre péritonite aiguë, mortelle, se déclarait !!

Je pris *Sepia* (*30° dilution*), et j'attendis une première crise que le Magnétisme ne pouvait manquer d'opérer.

Les douleurs devenaient de plus en plus vives pendant les séances ; l'imposition des mains sur le

ventre, et principalement au-dessus de la matrice,
me causait de cruelles souffrances ; les dix doigts
de mon magnétiseur produisaient l'effet de dix fers
rouges tombant lourdement sur une plaie vive et
la fouillant en tous sens.

Mais toujours admirablement prévoyante, lors-
que des mains aussi coupables qu'inhabiles ne
l'entravent pas dans ses efforts et ne la détournent
pas de son but, la nature agissait avec précaution,
mesurant son travail à ma débilité : comme une
mère tendre et prudente, qui, au moment de verser
à son cher enfant malade le remède amer qui doit
le ramener à la vie, le caresse longuement et mul-
tiplie les baisers en raison des souffrances.

La crise annoncée ne se fit pas attendre ; les
règles survinrent et en décidèrent l'explosion.

Je compris alors d'où venait cette maladie de
matrice, qui pouvait étonner dans une jeune fille.
Formée trop jeune, à onze ans, mon sang était
déjà appauvri à l'âge ordinaire de la puberté chez
la femme ; il aurait eu besoin de bonne heure d'être
renouvelé par le mariage.

Au lieu de cela, une existence concentrée, mo-
notone, absolument contraire aux aspirations

ardentes de ma nature essentiellement aimante et active, avait épuisé la source vitale en moi. Des pertes blanches continuelles, des règles trop fréquentes, en forçant la matrice à un travail incessant, avaient fait le reste.

Pendant cette crise, les douleurs lancinantes et les sensations de brûlure étaient si aiguës, que j'arrêtai le Magnétisme tout un jour. Le fluide perforait la matrice, tapissée de boutons purulents, avec une intensité que je n'avais pas encore la force de supporter.

A ma prière, on m'appliqua sur le ventre un cataplasme de farine de graine de lin, fait avec de l'eau magnétisée, destiné simplement à amollir les chairs, en les préparant à une sortie de boutons que je prévoyais.

Elle eut lieu abondante, cuisante, et me causa de douloureuses démangeaisons internes et externes; mais, la matrice provisoirement dégagée, je me relevai de cette crise déjà moins faible.

L'Allopathie crierait au blasphème! une crise sans secousses, une maladie sans convalescence et tout son cortége exigé d'opérations transitoires! Mais, aux yeux de nos *illustres* disciples de l'*illustre* Hippocrate, c'est tout simplement une hérésie scandaleuse!... un crime de lèse-principe médical!!

Je substituai *Arsenicum* à *Sepia*, que je réservai pour les crises.

Je recommandai les ablutions froides, afin de redonner de la vigueur à mes nerfs abattus.

Quelques jours après, une seconde crise se produisit; mais, cette fois, mes forces me permirent d'endurer le Magnétisme : nouvelle éruption plus considérable encore; démangeaisons intolérables aux parties tuméfiées. Pendant les séances, les élancements étaient si violents, que j'écartais avec rage les mains de mon magnétiseur; mes bras se tordaient; mes doigts crispés craquaient, une sueur froide ruisselait sur mon corps secoué convulsivement; des larmes abondantes coulaient de mes yeux; mon visage se contractait nerveusement, et, au milieu de ces souffrances inouïes, j'affirmais avec assurance et sérénité ma guérison encore indéterminée, mais certaine!

Deux autres crises se succédèrent ainsi, toujours plus fortes, à mesure que ma faiblesse diminuait;

crises avec écoulements fétides, parmi lesquels se trouvaient de petites peaux minces et noirâtres, détachées de la matrice.

L'état général était plus satisfaisant : mon regard reprenait un peu d'animation ; les fonctions intestinales s'accomplissaient régulièrement, et ma lucidité somnambulique redevenait vive, pénétrante.

Je découvris alors, attachée aux parois de l'ovaire gauche, immobile, et à demi cachée sous l'inflammation, une tumeur grosse comme une noix, mais allongée comme une amande. Je n'en fus pas effrayée. Si je voyais le mal, je voyais aussi sûrement la guérison.

Toutefois, elle devait se faire attendre. Avant que le Magnétisme n'agît d'une façon énergique et directe sur la tumeur, il fallait que la matrice fût en pleine voie de guérison. Je l'ai dit, et je le répète : jalouse de ses moyens, ambitieuse d'atteindre son but, mais, avant tout, sage et précautionneuse, la nature marche lentement et ne procède jamais, comme les hommes, par saccades et brusques mouvements.

Chaque crise, chaque douleur était un pas vers la santé. Je le comprenais si bien ! je suivais si scrupuleusement les progrès du mal, qui tous convergeaient vers un même point : LA GUÉRISON !

Mon corps souffrait, mais mon âme planait au-dessus de la terre, admirant et bénissant cette VOLONTÉ maîtresse et souveraine dont un seul effort m'endormait d'un sommeil profond, — repos bienfaisant qui me permettait d'endurer des tortures que je n'eusse jamais pu supporter éveillée !...

Le cinquième assaut fut terrible !

Affectant toutes le même caractère, produisant toutes les mêmes résultats, ces crises ne différaient que par une intensité toujours croissante.

Pour calmer les ardeurs intolérables de la matrice, je me fis magnétiser un demi-litre d'eau, et je priai qu'on y versât deux gouttes d'*Arnica* et trois gouttes de *Rhus toxicodendron* (*teintures mères*).

J'en éprouvai aussitôt un grand bienfait.

La matrice allait mieux ; ces éruptions, cinq fois répétées, l'avaient puissamment soulagée ; l'appétit était bon, le sommeil moins agité ; la vie circulait plus chaude et plus rapide dans mes veines régénérées.

Un jour, après une magnétisation vigoureuse,

pendant laquelle je souffris au point de m'arracher les cheveux et de jeter des cris âpres, sauvages;

Après des insufflations ardentes sur les reins et sur le côté, j'entendis un choc dans mon corps !...

C'était la tumeur qui se détachait !

Sous l'action chaleureuse du Magnétisme, je la sentis battre, s'agiter ! Plus de doute, elle était mobile !...

Il ne restait plus qu'à *vouloir* le succès !

Arriva une sixième crise. Mon sang, jusqu'alors à l'état d'eau rousse, commençait à s'épaissir; *Rhus* et *Belladona (30ᵉ dilution)*, alternés, achevèrent de lui donner une couleur naturelle, en même temps que le Magnétisme le fortifiait et l'épurait.

Les règles venaient maintenant à époques fixes; ce qui, depuis dix ans, n'était jamais arrivé !

La nature poursuivait donc son œuvre stratégique avec une remarquable circonspection.

Tout était prêt pour la lutte suprême. La vie et la mort, face à face, allaient se livrer un combat décisif !

Persévérant comme la nature, dont il est l'agent principal le plus fidèle et le plus zélé, le Magnétisme, voyant un nouvel ennemi à combattre, une nouvelle victoire à remporter, redoubla d'efforts courageux. Non-seulement les parties malades furent imprégnées de fluide, mais mon corps tout entier en fut pénétré : j'en fus littéralement baignée, inondée !

Des grondements sourds, semblables à des plaintes inarticulées, des bruits effrayants de sonorité et de durée, se firent entendre dans l'ovaire.

C'était l'ennemi qui, forcé dans sa retraite, se décidait enfin à abandonner la place.

En adversaire habile et implacable, le Magnétisme avait attaqué la tumeur par le centre, et, semblable à un fruit dont un ver ronge le cœur, celle-ci allait se corrompre, se dissoudre, et se perdre dans des écoulements.

Nous en sommes là : je prends *Carbo vegetabilis* (*12ᵉ dilution*) afin de faire disparaître toute trace de chlorose. Mes souffrances sont atroces, inouïes, et d'autant plus insupportables qu'elles se prolongent au réveil ; mais, avant deux mois, la Guérison !

avant deux mois, la nature et le Magnétisme auront achevé leur œuvre!!

Cinq mois de labeurs patients, de dévouement infatigable, leur auront suffi pour accomplir cette prodigieuse résurrection!!!.....

Et maintenant, que l'on ose dénier l'action puissante du Magnétisme! Que l'on ait l'audace de dire : « *Le Magnétisme n'existe pas !* »

Je le sais, pour exciter la confiance et obtenir l'approbation de notre société DITE DU PROGRÈS, il faut l'appui, la sanction d'une autorité supérieure.

Tout à la fois sceptiques opiniâtres et crédules insensés, les hommes repoussent la lumière, qui ne leur est pas présentée par une main légalement autorisée; tandis que vous les voyez admettre comme articles de foi des insanités ridicules, révoltantes.

L'égoïsme d'abord, les habitudes invétérées ensuite, sont autant d'obstacles à la fondation d'une doctrine HUMANITAIRE avant tout !

Hélas! notre civilisation moderne s'oppose à cet

esprit de confraternité qui devrait faire palpiter toutes les poitrines, diriger toutes les actions ; mais le Magnétisme est la SCIENCE DE TOUS !

Le Magnétisme triomphera contre tous !.....

Il n'est pas nécessaire d'être membre plus ou moins influent d'une faculté plus ou moins compétente, pour être dépositaire de ce fluide précieux, source de vie et de santé ; chacun le possède, chacun peut s'en servir avec efficacité pour faire le Bien et être utile à son semblable.

Quoi de plus beau ! Quoi de plus merveilleux ! Et faut-il que l'intelligence ait été atrophiée par des élucubrations malsaines, le cœur desséché par un amour immodéré du MOI, pour que l'homme, naturellement charitable et bon, dédaigne et méprise une puissance que le Christ et ses apôtres avaient élevée au point de la diviniser ! Mais, patience ! le monde redeviendra ce qu'il doit être, ce qu'il était primitivement : une immense famille unie dans les mêmes intérêts et les mêmes affections ! Le Magnétisme sera peut-être la chaîne mystérieuse qui reliera ces anneaux disjoints : tout amour et tout

charité, il apprendra aux hommes à se connaître,
à fraterniser, à se soulager mutuellement, à s'aimer
enfin !

Courage donc ! nobles champions de la plus gé-
néreuse des causes ; vous plantez en ce moment les
jalons d'une société nouvelle. Le sol est aride ; mais
vous le défricherez...

· Pas de défaillance ! vos rangs si clair-semés se
resserreront et deviendront nombreux et compacts !
Aujourd'hui vous êtes conspués, bafoués ! ne vous
ralentissez pas, et, dans la suite des temps, votre
nom sera béni, votre souvenir déifié, et des milliers
de voix enthousiastes et reconnaissantes comme la
mienne vous appelleront :

LES SAUVEURS DE L'HUMANITÉ !

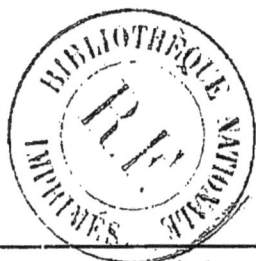

POITIERS. — IMPRIMERIE GÉNÉRALE DE L'OUEST.

www.ingramcontent.com/pod-product-compliance
Lightning Source LLC
Chambersburg PA
CBHW050449210326
41520CB00019B/6136